AF463467

SUR LA CAUSE

LA PLUS FRÉQUENTE ET LA MOINS CONNUE

DES ACCIDENTS

DÉTERMINÉS PAR L'INHALATION

DU

CHLOROFORME,

PAR E.-A. ANCELON,

Médecin en chef de l'hôpital de Dieuze, Membre de la Société de Médecine de Nancy, de la Société nationale de Médecine de Marseille.

NANCY,

GRIMBLOT ET VEUVE RAYBOIS, IMPRIMEURS-LIBRAIRES,
Place du Peuple, 7, et rue Saint-Dizier, 125.

1850.

NOTE

SUR

LA CAUSE LA PLUS FRÉQUENTE ET LA MOINS CONNUE

DES ACCIDENTS DÉTERMINÉS PAR L'INHALATION

DU

CHLOROFORME.

(*Séance de l'Académie des Sciences, du* 7 *janvier* 1850.)

Tous les chirurgiens ont eu l'occasion d'observer des sujets qui, soumis à l'action du chloroforme, crient, gesticulent, se débattent, repoussent tout appareil, comme s'ils étaient mus par une instinctive horreur. D'où vient cette agitation, ce besoin impérieux de lutte, suivi de mort dans trois ou quatre circonstances bien constatées?

Rien, dans les savantes discussions, provoquées par ces quelques faits malheureux, n'a répondu jusqu'ici aux exigences de l'anxiété publique. Les explications du professeur Simpson, accouru au secours de sa propre invention périclitante, pas plus que les assertions des chirurgiens qui sont venus après lui, n'ont rendu raison des phénomènes alarmants et des catastrophes qui ont mis en émoi les savants de l'un et l'autre côté du détroit.

La question, quoique on ait pu dire, reste donc toute entière encore à élucider. — On a cherché bien loin les données d'un problème qu'on avait toutes sous la main. Les cris, les gestes, l'effrayante agitation, en un mot, observés chez certains sujets que l'on chloroformise, indiquent bien moins l'influence normale, mais accidentellement malfaisante de la substance anésthésique, que son application tout à fait intempestive : on a admis des contre-indications dans certaines circonstances pathologiques, on a oublié d'ajouter à celles-ci les dangers non moins réels que fait courir le trouble d'une grande fonction physiologique, la digestion.

Nous n'avons pas à nous occuper ici de l'agitation, puis de l'asphyxie causées par le défaut de précaution des opérateurs : la suspension du mouvement respiratoire par l'occlusion complète de la bouche et des narines au moyen d'un mouchoir imbibé de quelques gouttes de chloroforme serait, pour tout le monde, une manœuvre impardonnable.

Nous croyons devoir rappeler, pour mémoire seulement, la difficulté de l'emploi du chloroforme de mauvaise qualité, de celui surtout dans la composition duquel on fait entrer de l'acétone; son odeur insupportable, son action irritante donnent lieu à des accidents dont la gravité doit engager à en rejeter l'usage.

Mais une première remarque à faire, puisque nul n'y a songé avant nous, c'est qu'il y a un véritable danger dans la volatilisation trop rapide du chloroforme lorsqu'il est présenté aux patients, sans mélange d'air atmosphérique, dans un milieu à température trop élevée. Ne pourrait-on pas trouver, dans cette volatilisation trop prompte, *une* des causes du malheur arrivé à un dentiste Anglais et à M. Gorée de Boulogne, qui n'avaient employé que 15 ou 20 gouttes, une cuillerée à café de chloroforme ?....

Avant d'aller plus loin, nous pensons qu'il importe de faire connaître notre façon de procéder dans l'administration du chloroforme et les conditions que nous imposons à nos patients. Pour tout appareil, nous n'avons qu'une serviette roulée en cornet ; au fond de ce cornet bien formé, une éponge que nous humectons, suivant les besoins, de liquide anésthésique ; nous couvrons de la base de ce cône de linge, le nez, la bouche et le menton ; mais l'occlusion des ouvertures naturelles n'est pas tellement complète qu'il n'y pénètre un peu d'air atmosphérique. La cavité, formée par le cornet, doit être assez profonde et l'éponge proportionnellement assez peu volumineuse pour qu'il y ait plusieurs centimètres de vide entre celle-ci et les ouvertures qui aspirent.

De la part des malades nous exigeons : 1° des vêtements larges, dans lesquels la poitrine puisse jouer à l'aise ; 2° *l'état de vacuité le plus complet de l'estomac :* car si nous considérons comme exempte de danger l'inhalation du chloroforme à jeun, nous sommes persuadé que l'indigestion causée par celle-ci, toujours grave, peut devenir promptement mortelle.

Il suffit en effet de se rappeler ce qui se passe dans les

indigestions graves : l'action des odeurs fortes et des gaz délétères sur le pneumogastrique et le travail de l'estomac en état de plénitude ; la distension extrême de cette poche musculo-membraneuse, par les aliments et les gaz , qui amène , par compression des vaissaux , l'embarras de la circulation veineuse , et gêne , refoule les poumons vers les parties supérieures du thorax ; il suffit, disons-nous, d'avoir tout ce mécanisme présent à l'esprit, pour se rendre compte des accidents causés par le chloroforme : ceux-ci se rapportent , en tous points, aux symptômes de l'indigestion grave , de celle surtout que l'on nommait jadis *apoplexie gastrique*. Plus l'estomac est embarrassé , au moment de l'inhalation , plus aussi l'agitation est grande, *plus l'insensibilité tarde à venir, plus on se croit obligé à recourir à de nouvelles doses de chloroforme*, plus enfin le danger est imminent.

Les deux séries d'observations qui vont suivre sont destinées à appuyer les considérations ci-dessus énoncées; la première contiendra les faits favorables à l'assertion *que le chloroforme administré à jeun est tout à fait sans danger;* dans la seconde, nous rapporterons un nombre d'observations assez considérable pour démontrer qu'il y a toujours au moins imprudence à surprendre l'estomac en travail, par l'action anésthésique du chloroforme.

PREMIÈRE SÉRIE.

1re OBSERVATION.

Madame Desalme de Lagarde, âgée de 30 ans, d'un tempérament plutôt lymphatique que sanguin, appartenant à une famille qui a perdu deux tuberculeux, est venue nous prier de lui enlever une tumeur qu'elle portait sur la rotule du genou droit et qui commençait à causer de la gêne et des lancées douloureuses.

Le 10 janvier 1848, madame Desalme, à jeun, est couchée horizontalement sur un lit de sangles; six grammes de chloroforme, versés sur une éponge placée au fond d'un large cornet formé par une serviette, lui sont présentés lentement, avec la précaution de ne pas intercepter complétement l'accès de l'air dans les narines: calme, bien-être, nul changement dans la coloration du visage; sommeil, anésthésie complète au bout de 20 secondes; point de mouvements, point d'agitation préalable.

Incision cruciale ; dissection des quatre lambeaux pour mettre la tumeur à découvert; dissection de celle-ci qui adhère fortement à la rotule dont elle dépasse toute la circonférence, de quelques millimètres.

Au moment où nous plantions une aiguille dans les téguments pour réunir, par un point de suture, les quatre lambeaux cutanés, notre confrère M. Josset, s'apercevant du réveil de l'opérée, demande une serviette pour la lui placer devant les yeux, afin de lui épargner la vue de sa plaie : « ce n'est pas la peine, répond-elle ; *je vois bien* » ce que vous me faites, vous me cousez, mais *je ne sens* » *rien.* »

Après le rapprochement des quatre lambeaux, pansement à plat ; fixité, immobilité du membre.

Point de fièvre, *point de supuration ;* point d'accidents consécutifs ; guérison complète le 12e jour.

La tumeur est de la nature de celles auxquelles M. Velpeau a donné le nom d'*hématique ;* sa forme est celle d'un disque de deux à trois centimètres d'épaisseur. Elle dépassait de plusieurs millimètres la rotule à laquelle elle était solidement fixée par du tissus célulaire assez dense. Incisée, elle représente un kiste, à parois cartilagineuses fort épaisses, rempli de pelotons jaunes rouillés, séparés par une infinité de brides fibreuses très-fortes et de couleur rouge foncé.

2e OBSERVATION.

Royer, mécanicien, âgé de 19 ans, de petite taille, d'un tempérament sanguin-lymphatique, entra à l'hôpital de Dieuze le 20 janvier 1848, pour y être traité d'un vaste abcès de la jambe gauche, suite de la pression habituelle exercée par cette jambe sur les pièces de bois à confectionner.

L'examen du membre, au moyen d'un stylet boutonné introduit par différentes ouvertures fistuleuses, fait reconnaître une carie des deux tiers supérieurs du tibia, s'arrêtant un peu au-dessous du ligament rotulien.

Nous proposons au malade de découvrir le tibia dans

toute l'étendue de la carie et de promener, sur toutes les surfaces malades, un fer rougi à blanc.

L'opération acceptée est pratiquée le 25 janvier, à 9 heures du matin. Le malade est à jeun. On lui présente successivement, avec les précautions déjà indiquées, par petites portions et à des intervalles calculés sur le retour apparent de la sensibilité, 12 grammes de chloroforme pendant tout le temps que dure cette longue opération.

Point de mouvements, point d'agitation; légère coloration du visage.

Après 25 secondes d'inhalation, nous introduisons, par l'ouverture fistuleuse la plus inférieure, une sonde cannelée et un bistouri boutonné au moyen duquel nous incisons toutes les parties molles, de bas en haut. Ce premier temps de l'opération est vaguement perçu par le malade qui n'a plus conscience de ce qui se passe ensuite. Nous promenons lentement, et à cinq ou six reprises, un cautère rougi à blanc, sur tous les points malades du tibia et sur les surfaces des parties molles suspectes par leur aspect lardacé. La plaie est abstergée, pansée; 25 minutes se sont écoulées depuis l'apparition de l'anésthésie, et le malade, qui semble dormir tranquillement, ne s'est point encore éveillé. La figure est quelque peu colorée, la respiration, qui s'exécute bien, est profonde; le pouls, assez développé, marque quatre-vingts pulsations. On ouvre la croisée qui donne sur le lit du malade; il s'éveille au bout de 30 minutes, tout étonné d'avoir dormi si longtemps et de voir sa jambe pansée et *insensible*. Il se rappelle très-bien avoir senti, en commençant, le tranchant du couteau, mais rien au delà.

Il est à remarquer qu'aux deux points extrêmes de la carie le périoste formait un bourrelet d'un millimètre d'épaisseur, comme spongieux, imbibé de matière purulente.

Nous avons pansé la plaie, pendant un mois et demi, avec de la charpie imbibée de la mixture de Villate (1). L'exfoliation s'est faite promptement, et la cicatrisation était complète le 65e jour.

Il n'y a eu ni fièvre, ni douleur, ni accidents consécutifs.

3e OBSERVATION.

Le 17 juin 1848, Sœurette N... de Bourdonnay, âgée de 48 ans, de constitution sèche, nerveuse, vint nous prier de lui enlever une tumeur fibreuse qui s'était développée au bord externe et à la partie moyenne du grand pectoral droit.

Déjà, au mois d'avril de l'année précédente, après l'avoir éthérisée, nous lui avions fait l'ablation de la glande mammaire, du même côté, devenue squirrheuse, ayant le volume d'un œuf d'oie.

Six grammes de chloroforme suffirent, la malade étant

(1) J'ai emprunté ce médicament à la chirurgie vétérinaire. Il a une action remarquable sur les maladies des os, des tendons et des gaînes tendineuses.

à jeun, pour obtenir sans la moindre agitation préalable une anésthésie calme et complète. Le visage ne se colora point ; ni la respiration ni le pouls ne subirent de changement.

La dissection de la tumeur, la ligature d'une artériole et le pansement (réunion par première intention) exigèrent, en tout, dix minutes. La malade, qui n'avait rien senti, s'éveilla, quelques secondes après que tout fut fini, en nous assurant que l'action du chloroforme était bien préférable à celle de l'éther.

Il n'y eut ni fièvre, ni accident consécutif d'aucune espèce ; la malade quitta l'hôpital le 5e jour, sa plaie étant bien cicatrisée.

Nota. Aujourd'hui, 30 juillet 1849, malgré les soins mis par nous à enlever tous les tissus suspects, la maladie s'est reproduite.

4e ET 5e OBSERVATIONS.

Marie Frentz de Nébing, âgée de 22 ans, d'un tempérament lymphatique, entra à l'hôpital de Dieuze le 16 mai 1848, pour y être traitée d'une tumeur tuberculeuse, située au côté droit du cou, s'enfonçant, en partie, sous l'angle de la mâchoire inférieure.

Nous proposâmes l'extirpation. L'opération fut pratiquée le lendemain 17 mai, à 9 heures du matin.

La malade, étant à jeun, fut soumise à l'action de six grammes de chloroforme, versés sur l'éponge de l'appareil. Bien-être, calme (questions, pincements perçus) à la première prise ; insensibilité prononcée (plus de réponses aux questions, pincements obscurément perçus) à la seconde; anésthésie complète à la troisième.

Incision parallèle à la branche horizontale de la mâchoire inférieure; dissection de la tumeur à l'aide d'une airigne et d'un bistouri; insensibilité, immobilité complètes et bien avantageuses quand on opère aussi près de la carotide externe; ouverture et ligature d'une artériole développée dans la tumeur. Réunion par première intention, au moyen de trois points de suture entre-coupée et de bandelettes agglutinatives.

Seulement alors la malade, qui a dormi 10 ou 12 minutes, se réveille en souriant; elle a fait un rêve agréable.

La tumeur irrégulière a 6 centimètres de grand diamètre, 4 à la partie la plus épaisse qui se cachait derrière l'angle de la mâchoire. Elle est déjà ramollie à son centre qui contient une grande quantité de matière tuberculeuse nageant dans un liquide séreux.

Il n'y a eu ni fièvre, ni accidents consécutifs : cicatrisation solide et complète le 6e jour.

La même Marie Frentz est venue le 19 juin dernier (1849) nous demander de lui enlever une nouvelle tumeur qui s'était développée sous le menton.

La malade, à jeun, assise sur un fauteuil, absorbe un peu moins de 5 grammes de chloroforme. L'insensibilité arrive promptement et dans le plus grand calme : point de mouvements, point d'agitation, point de changement de couleur à la peau; pouls un peu plus vite qu'avant l'inhalation.

Incision des téguments, suivant le plus grand diamètre

de la tumeur, de l'une à l'autre branche de la mâchoire inférieure; dissection à l'aide d'une airigne et d'un bistouri; une veine qui s'était développée sur la tumeur donne passablement de sang.

La malade s'éveille pendant que nous lavons la plaie et que nous l'explorons en en parcourant toute la surface du bout du doigt. Une seconde glande, cachée derrière la symphise du menton, est immédiatement enlevée, sans provoquer la plus légère sensation. La malade, qui a commencé une plaisanterie, la continue pendant que nous sommes occupé à placer trois points de suture destinés à rapprocher les lèvres de la plaie que nous réunissons, par première intention.

La première tumeur, dont le grand diamètre est de 5 centimètres environ et le petit de trois, est complétement ramollie et remplie de matière tuberculeuse; la seconde, grosse comme une aveline, contient de la matière tuberculeuse disséminée.

Point d'accidents consécutifs; cicatrisation le 4e jour.

6e OBSERVATION.

Madame F., âgée de 63 ans, d'un tempérament nerveux, portait, un peu au-dessus de la glande mammaire et sur le bord externe du muscle grand pectoral droit, une tumeur fibreuse, du volume d'un œuf d'oie environ, que nous proposons de lui enlever.

L'opération est pratiquée le 8 mai 1848 à 4 heures de l'après-midi, la malade étant à jeun depuis huit heures du matin.

Inhalation de six grammes de chloroforme versés sur l'éponge, à trois reprises; sommeil prompt, calme, profond : point d'agitation, point de coloration du visage; pouls normal.

Extirpation rapide de la tumeur, par les moyens ordinaires; ligature d'une artère assez volumineuse qui s'était développée dans la tumeur.

Comme il nous semblait avoir aperçu, dans le cours de l'opération, le jet d'une seconde artère, nous ne crûmes pas devoir appliquer notre appareil avant une demi-heure après l'opération (ce délai fut trop court).

La malade sortit presque en riant de l'état anésthésique où elle était restée un quart-d'heure environ. Elle ne sentait pas sa plaie, que je réunis par première intention, rien n'indiquant qu'une hémorrhagie fût imminente.

Nous avions quitté la malade depuis une heure environ lorsqu'on vint nous dire que l'appareil était teint de sang. Une recherche longue et pénible de la lumière de l'artère que nous ne pùmes trouver et l'obligation où nous fûmes de faire une ligature en masse, nous contraignirent à faire un pansement mixte. Cet orage fut le signal de trois ou quatre jours de douleurs locales et de fièvre; néanmoins la plaie était cicatrisée le 18e jour.

7e OBSERVATION.

Marie Marchand, de Bourgaltroff, âgée de 24 ans, d'un tempérament lymphatique; tumeur céluleuse du volume d'un œuf de poule, sur le sommet de la tête. Opération à 3 heures de l'après-midi le 17 mai 1848, la malade étant à jeun depuis 9 heures du matin.

Cinq grammes de chloroforme ; sommeil calme et profond ; bien-être, gaîté au reveil, après cinq minutes. Point d'accidents consécutifs. — Elle fait à pied pour retourner chez elle, immédiatement après l'opération, 9 kilomètres.

8e OBSERVATION.

Madame L....t de Vic, d'une susceptibilité nerveuse rare, 40 ans. Arrachement d'une dent (2e molaire) à 11 heures du matin, la patiente étant à jeun depuis 8 heures. Un peu moins de cinq grammes de chloroforme ; sommeil immédiat, de 3 à 4 minutes ; réveil gai, bien-être ; point d'agitation, point d'accidents consécutifs.

9e OBSERVATION.

Madame L.....s de Vic, d'un tempérament nerveux-sanguin, 19 ans ; arrachement d'une dent, la malade étant à jeun. Cinq grammes de chloroforme ; sommeil immédiat de cinq minutes, gaîté folle au réveil.

Le lendemain, madame L....s, demande avec instance qu'on lui enlève une racine douloureuse que l'occlusion de la bouche, après l'extraction de la dent, n'avait plus permis de saisir, la veille. Même dose de chloroforme ; sommeil immédiat ; sensation plus agréable que la veille ; grande loquacité au réveil.

Dix-sept autres chloroformisations, nécessitées par des

extractions de dents chez des sujets des deux sexes, de tout âge et de tempéraments différents, et par l'ablation d'une lèvre cancéreuse, ont offert exactement les mêmes résultats.

27e OBSERVATION.

La femme Coulle, de Dieuze, âgée de 40 ans, d'un tempérament mixte, s'est présentée à l'hôpital le 5 mai 1849, à 4 heures du soir, pour se faire enlever une tumeur lipômateuse de l'épaule gauche.

Cette tumeur fort irrégulière, de forme radiée, avait son noyeau central à la partie moyenne de l'omoplate; elle envoyait un prolongement sur l'acromion, un autre vers le bord postérieur et moyen de la clavicule, un autre remontait assez haut le long du cou, vers la tête, d'autres enfin descendaient vers l'angle inférieur de l'omoplate.

La malade, à jeun depuis dix heures du matin, est couchée sur un lit de sangles; elle aspire 7 grammes de chloroforme, à plusieurs reprises; elle s'endort avec calme, presque immédiatement après la seconde prise de chloroforme; les deux autres lui sont données dans le cours de l'opération qui exige une dissection minutieuse.

Le réveil a été riant. Nous n'avons eu aucune espèce d'accidents consécutifs, et la plaie, réunie par première intention au moyen de quelques points de suture entortillée, a été cicatrisée en 5 ou 6 jours.

DEUXIÈME SÉRIE.

1re OBSERVATION.

Lallemant, de Nébing, âgé de 24 ans, d'un tempérament lymphatique, s'est présenté à l'hôpital de Dieuze, le 14 juin 1848, pour se faire extirper une tumeur qu'il portait depuis longtemps au cou, un peu au-dessous de l'angle de la mâchoire inférieure gauche.

Il était convenu que nous ferions l'opération le 15 à 9 heures du matin et, dans cette prévision, le malade devait être à jeun. Il ne tint pas compte de la recommandation que nous lui avions faite; il prit un peu de pain et de lait, en même temps que d'autres malades, à huit heures du matin.

Le 15, à 9 heures du matin, le malade reste sur son lit, incliné un peu à droite. On lui présente d'abord un gramme de chloroforme, avec les précautions ordinaires. A peine a-t-il essayé quelques inspirations, qu'il *s'agite,* qu'il crie qu'on *l'étouffe*; on retire la serviette et l'éponge, pendant quelques secondes; puis, voulant en finir, il les reprend lui-même, après qu'on y a versé une nouvelle dose d'un gramme de chloroforme; nouvelle agitation, indocilité dont le sujet n'est pas maître; lenteur, petitesse du pouls, légère coloration de la face.

Attribuant cette agitation (que nous sommes étonné de remarquer pour la première fois) à la mauvaise qualité du chloroforme, qui pourtant nous a toujours si bien réussi, nous ajoutons un nouveau gramme, sur l'éponge : *agitation, cris, chants*. Un 4e gramme amène une insensibilité apparente ; *la face est pâle, les yeux cernés*. A peine avons-nous terminé notre première incision que le malade *s'agite en chantant*. Deux nouveaux grammes calment à peine l'agitation. Nous nous hâtons de terminer l'opération qui heureusement n'offrait aucune difficulté à surmonter.

Quoique le malade n'eût pas perdu une seule goutte de sang, il était très-pâle, il avait les yeux cernés et les lèvres décolorées ; le pouls petit et lent. Lipothymies, nausées, vomissements de quelques gorgées de lait et de pain peu altéré. Malaise pendant toute la journée.

Néanmoins la plaie, réunie par première intention, était cicatrisée le 4e jour, et le malade a pu quitter l'hôpital le 5e.

2e OBSERVATION.

Madame C....d d'A.....f. vint nous prier de lui arracher une dent, une heure après son dîner, en mai 1848.

Nous la fîmes asseoir dans un fauteuil et lui présentâmes d'abord un gramme de chloroforme avec les précautions ordinaires : elle *s'agite*, repousse la main qui tient l'appareil, en criant : qu'elle ne peut supporter le chloroforme, *qu'elle étouffe*. Attribuant toujours ces accidents à l'insuffisance de chloroforme, nous en augmentons successivement la dose que nous portons à 8 grammes. Près de dix minutes se passent avant que l'insensibilité ait lieu. Puis il est impossible d'arriver à la dent ; la malade, qui n'a cessé de se débattre, a fait tomber le liége que nous avons l'habitude de placer entre les arcades dentaires pour maintenir la bouche ouverte.

Les machoires sont *tellement serrées*, l'une contre l'autre qu'il est impossible ni de les écarter, ni de rien placer entre elles; la pâleur est extrême, les lèvres sont décolorées; les *membres dans un état de résolution complète*. La malade s'éveille au bout de dix minutes, en disant qu'elle se trouvé très-mal; elle tombe en faiblesse, à plusieurs reprises, puis enfin, *vomissant tout ce qu'elle avait mangé*, elle se trouve un peu mieux. La pâleur et le malaise ont duré tout le reste de la journée. Il n'y a pas eu d'autre suite.

5e OBSERVATION.

Madame B...., de Dieuze, âgée de 45 ans, d'un tempérament nerveux-lymphatique, est soumise, deux heures après son déjeuner, à l'inspiration de cinq grammes de chloroforme. Elle s'agite et se plaint pendant trois minutes; puis tombe définitivement dans un état d'anésthésie complète. La figure est très-pâle, les lèvres sont décolorées, les yeux cernés. Elle pousse un cri au moment où nous lui enlevons sa dent cariée; elle prononce des mots sans suite, délire pendant 20 minutes au moins, jusqu'à ce qu'enfin elle ait *vomi quelques gorgées d'aliments qui avaient subi un commencement de chymification*. Elle éprouve pendant plus d'une heure encore un besoin de parler, de se plaindre irrésistible. Elle est pâle, faible, brisée toute la journée. Depuis elle a conservé une peur horrible du chloroforme qui, dit-elle, produit des sensations affreuses et évoque des apparitions qu'on ne se résoudrait pas à affronter deux fois.

4e OBSERVATION.

La petite Millon de Lindre-Haute, âgée de 14 ans, est venue le 5 mai 1849, à 3 heures de l'après-midi, en même temps que la femme Coulle (27e obs., 1re série), pour se faire enlever une tumeur qu'elle portait depuis trois ans sous l'angle de la mâchoire du côté droit.

On l'assied sur une chaise à dossier un peu renversé.

L'inhalation du premier gramme de chloroforme produit d'abord un peu d'agitation, qui va toujours croissant jusqu'au cinquième. Malgré les assertions contraires de sa mère, qui accompagne la petite malade, nous commençons à craindre que l'estomac de celle-ci ne soit embarrassé d'une digestion copieuse. Un sixième gramme, suivi d'agitation, amène un collapsus inquiétant, au bout de 8 minutes. La première incision faite sur la tumeur réveille la sensibilité, et nous sommes obligés, pour terminer l'opération de soutenir une sorte de lutte avec la malade qui ne cesse de se débattre.

Quoiqu'elle ait le costume lâche des petites filles de campagne, *elle semble fortement étreinte par ses vêtements,* qu'on se hâte d'ouvrir, *tant la région épigastrique s'est distendue.*

Au moment où nous liions une artériole, ouverte à la fin de l'opération, la malade devenue plus pâle, prise d'un vomissement, *a rendu une quantité considérable d'aliments peu altérés.* Pendant plus de deux heures, des lipothymies incessantes ont obligé à la tenir couchée.

Tout cet orage terrible n'a pas eu d'autres suites, mais nous nous estimons comme très heureux de n'avoir pas eu dans cette circonstance le malheur de M. Gorée.

5e OBSERVATION.

Madame C...., âgée de 22 ans, d'un tempérament nerveux, souffrant encore des suites d'une métrite chronique, est tourmentée d'une odontalgie depuis 5 jours.

Le 11 juin 1849, à 4 heures du soir, *cinq heures après son dîner*, elle vient nous prier de lui extraire la dent qui la fait souffrir.

Nous employons six minutes à la faire respirer dix grammes de chloroforme, en plusieurs prises. Agitation permanente, qui soudain, au bout de ce temps fait place à un collapsus effrayant : la malade pousse un cri, au moment de l'enlèvement de la dent, puis elle retombe dans son état d'insensibilité. La pâleur est effrayante, le cercle des paupières est brun , les lèvres très-blanches ; résolution des membres (il faut soutenir le corps de la malade sur la chaise), pouls presque insensible, *gonflement épigastrique remarquable.*

L'impression d'un courant d'air, de l'eau fraîche, les frictions restent sans effet. Notre anxiété est extrême, pendant 5 minutes. Enfin, un mouvement imprimé à la malade *détermine des nausées, puis des vomissements de matières alimentaires incomplétement digérées.* Une fois l'estomac débarrassé, les accidents cessent peu à peu. — Ces accidents n'ont pas d'autre suite.

6e OBSERVATION.

Jh. Gaurius, jeune garçon menuisier, âgé de 20 ans, vint une heure après son déjeuner, dans le courant de juin dernier, pour se faire extraire une dent; nous eûmes beaucoup de peine à produire chez lui l'insensibilité, avec 6 grammes de chloroforme; il ne cesse de s'agiter et de chanter à haute voix. Il fallut enlever la dent par surprise.

7e OBSERVATION.

Notre confrère R.... qui ne put être endormi avec six grammes de chloroforme, une heure après son déjeuner, le fut complétement le lendemain matin, à jeun, avec cinq grammes.

Si l'on veut bien analyser les observations qui précèdent, on remarquera que, dans celles qui appartiennent à la première série, l'action bienfaisante, sédative, promptement et vraiment anésthésique du chloroforme se manifeste de la manière la plus éclatante. Dans l'autre série, au contraire, où il se passe quelque chose d'analogue au météorisme de la race bovine, on peut voir l'agitation augmentant en proportion des quantités d'aliments contenus dans l'estomac, le gonflement épigastrique se développant instantanément, l'insensibilité arrivant lentement, péniblement, incomplétement et se dissipant sous l'influence, plus ou moins puissante, des instruments, sans pour cela diminuer le danger des chloroformisés :

la connaissance, dans les cas graves, ne reparaît qu'avec la liberté de l'estomac.

La malade de M. Meggisson, comme les nôtres, crie qu'elle étouffe, cherche à éloigner d'elle la main qui lui présente le chloroforme ; elle pousse un cri, et fait, pendant l'opération, un mouvement que M. Meggisson attribue à l'insuffisance du chloroforme ; moins heureuse que les nôtres, elle succombe, et l'autopsie fait reconnaître que « l'estomac de Hanna Greener est rempli de nourri- » ture et que la digestion se faisait au moment du décès ! » On n'a point songé à examiner l'estomac de Mademoiselle Stock, de Boulogne, mais on a remarqué — ce qui ne manque jamais d'arriver dans les indigestions—que les intestins de la malade de M. Gorée *étaient distendus par des gaz fétides.*

CONCLUSION.

Il résulte de ce qui précède :

1° Que le chloroforme, pour produire promptement, facilement, une sensibilité exempte de danger, ne doit jamais être employé qu'*à jeun* et avec certaines précautions ;

2° Que toutes les fois que l'estomac n'est pas en état de vacuité, le chloroforme produit de l'agitation, de l'anxiété ;

Que son influence anésthésique paraît insuffisante et peut exposer à donner des doses incompatibles avec la vie ;

Que la mort peut survenir pendant l'anésthésie, *si l'on*

ne parvient pas à délivrer l'estomac du poids des aliments, de la pression des gaz qui l'encombrent et suspendent plus ou moins mécaniquement la circulation veineuse et l'innervation.

Dieuze, le 30 juillet 1849.

NANCY, IMPRIMERIE DE VEUVE RAYBOIS ET COMP.

www.ingramcontent.com/pod-product-compliance
Ingram Content Group UK Ltd.
Pitfield, Milton Keynes, MK11 3LW, UK
UKHW012310240726
13966UKWH00005B/1769